DU MOUVEMENT

APPLIQUÉ AU TRAITEMENT

DE L'ENTORSE

PAR LE D^r

RANSON DE SAINT-MAIGRIN

Je ne caresse pas les opinions, mais je cherche la vérité.
THOMAS, *Éloge de Descartes.*

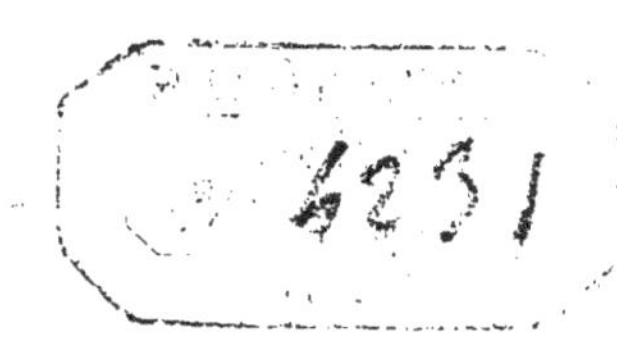

PARIS

DE SOYE ET BOUCHET, IMPRIMEURS-LIBRAIRES, 36 RUE DE SEINE
ET CHEZ L'AUTEUR, 14 RUE SAINT-FLORENTIN

1853

Avant de présenter quelques considérations générales relatives à l'entorse et son traitement, nous devons faire acte de convenance et de justice, en disant que l'idée première de notre méthode nous a été donnée par M. le docteur Guillard d'Arcy. Dans certaines maladies articulaires, et surtout dans l'entorse, il faisait marcher ses malades et il les guérissait.

Convaincu qu'il était bon d'agir ainsi, nous avons continué et nous nous sommes approprié sa méthode, en cherchant à la modifier ou à la compléter suivant les cas. Cet écrit dira si nous avons bien fait.

Nous n'insisterons pas sur la fréquence de l'entorse et ses nombreuses complications; ce serait s'éloigner du but que nous nous proposons. Qu'il nous suffise de dire, et la statistique en fait foi, que la majorité des amputations, que beaucoup d'ankyloses et de fausses ankyloses du pied et du genou, n'ont pas d'autre cause que des entorses mal soignées au début.

DU MOUVEMENT

APPLIQUÉ AU TRAITEMENT

DE L'ENTORSE

DE L'ENTORSE

Une articulation, *articulus*, ἀρθρον, jointure, est l'assemblage et le mode de connexion de deux ou de plusieurs pièces osseuses, qu'elles soient ou non mobiles l'une sur l'autre.

Toute articulation peut être atteinte d'une entorse.

L'entorse ou *foulure* est une lésion produite par des mouvements faux ou forcés des ligaments et des autres parties molles qui entourent une articulation. C'est une tentative de luxation qui n'a pas réussi.

Les désordres qui accompagnent une entorse peuvent varier depuis le simple tiraillement, la contusion des surfaces articulaires, jusqu'à la déchirure des ligaments et des vaisseaux, la rupture de la capsule synoviale elle-même, et la fracture des os.

La douleur est ordinairement en rapport avec le degré d'intensité des lésions; il en est de même du gonflement qu'elle favorise, et de l'étendue des ecchymoses qui viennent colorer le tissu cellulaire environnant. La gravité momentanée d'une entorse est donc en raison de la force et de la multiplicité des accidents primitifs. Il ne faudrait pas croire, cependant, que le pronostic à porter sur la rapidité et même sur la possibilité de la guérison, dépend uniquement de la gravité actuelle de l'accident; l'avenir viendrait souvent donner des démentis. Tel malade atteint d'une entorse grave en apparence guérira très-vite; tel autre chez lequel les lésions paraîtront beaucoup plus simples attendra longtemps une guérison qu'il croyait devoir être bientôt réalisée. La cause de cette différence peut venir : ou du traitement, ou de l'âge, ou d'une constitution viciée par hérédité ou autrement, ou d'une maladie sous l'influence de laquelle se trouve actuellement l'individu, un rhumatisme par exemple.

Les articulations ne sont pas toutes également sujettes à l'entorse ; la moins fréquente est celle de l'articulation coxo-fémorale ; celle des doigts et du coude est encore assez rare. L'entorse du poignet et du genou se montre plus souvent ; vient ensuite celle des os du tarse entre eux, et enfin l'entorse dont la fréquence dépasse de beaucoup toutes les autres est celle de l'articulation du pied avec la jambe ou tibio-tarsienne.

« Le développement vicieux des articulations prédispose aux « entorses. Ainsi les sujets scrofuleux présentent souvent cet « accident ; les os en effet ayant été gonflés, surtout vers les « extrémités, pendant le premier âge les ligaments ont été dis- « tendus et les articulations restent mobiles et relâchées. Pour « le pied, par exemple, cet état des os dispose à l'enfoncement de « la voûte tarsienne, vice de conformation connu sous le nom de « *pieds plats* ; et il est de notoriété que les individus affectés de « cette disposition sont sujets aux entorses tarsienne et tibio- « tarsienne, et que chez eux cet accident se reproduit même plu- « sieurs fois de suite dans la même articulation (1). »

TRAITEMENT DE L'ENTORSE

Jusqu'ici trois méthodes ont été surtout appliquées au traite- ment de l'entorse. Deux se proposent : de prévenir ou combattre l'inflammation ; d'obtenir l'immobilité des surfaces articulaires. La troisième veut : prévenir le gonflement ou le combattre, favori- ser la cicatrisation des parties rompues, surveiller l'état de l'arti- culation et lui rendre sa forme et ses mouvements. Pour y parvenir, elles ont recours : la première, aux cataplasmes et aux sangsues ; la seconde, au froid employé soit en irrigations, soit par

(1) *Dictionnaire des dictionnaires*, ENTORSE.

l'immersion plus ou moins prolongée de l'articulation dans l'eau froide ; la troisième, par la compression à peu près exclusive au moyen de bandages inamovibles.

Toutes ces méthodes font de l'immobilité articulaire la base du traitement, et le bandage inamovible leur est commun ; seulement pour les deux premières il complète le traitement, tandis qu'il le constitue tout entier pour la troisième.

Quels sont les inconvénients de ces méthodes ? « Le premier « phénomène observé, c'est la douleur, cette épine métaphysique « qui attire le fluxus d'où découlent les autres phénomènes pré- « curseurs de l'inflammation traumatique. Donc c'est la souf- « france qu'il faut commencer par apaiser, anéantir même. Par « quels moyens ? A l'aide de sangsues ? Non. Leur piqûre stimule « la douleur au lieu de la calmer ; elle active le fluxus, la conges- « tion, avec d'autant plus de force qu'il faut recourir au chaud « (fomentations, cataplasmes) pour favoriser l'écoulement san- « guin...... A l'aide des émolliens ? des cataplasmes ? C'est ici que « nous ne saurions trop déplorer avec quelle facilité une foule de « chirurgiens abusent de cette médication aussi fatale qu'elle est « banale. Un accident survient-il ? Un cataplasme, toujours un « cataplasme..... Une lésion par cause traumatique étant don- « née, une entorse, et un cataplasme chaud étant appliqué, « est-ce que la douleur et le fluxus, loin de se calmer, n'aug- « mentent pas constamment ? Et si l'on continue l'emploi du « cataplasme, est-il au moins plus tard de quelque utilité ? « Voyons encore. Loin de là, quand l'inflammation aiguë est « tombée, le pied qui a macéré dans le cataplasme devient œdé- « mateux, privé de ton, prédisposé à la tumeur blanche (1). »

Le traitement par l'eau froide met incontestablement à l'abri des inconvénients que nous venons de signaler ; mais il en présente aussi quelques-uns qui méritent une sérieuse attention. Les praticiens qui l'ont employé signalent presque tous, comme devant le faire mettre à l'écart, une saison rigoureuse, certaines époques chez les femmes, la prédisposition à l'hémoptysie et à la phthisie, certains tempéraments nerveux. C'était l'opinion de Larrey, Boyer, Roche et Sanson, Lisfranc.

M. Poullain, chirurgien miliaire, qui a publié, dans le *Journal de médecine de Lyon*, un mémoire sur l'entorse, avoue que l'eau froide détermine souvent des douleurs bien vives au début.

(1) *Gazette médicale de Paris*, 19 juin 1852 ; mémoire de M. Baudens.

M. Bonnet (de Lyon) a observé le même phénomène, et il ajoute que les douleurs se prolongent quelquefois pendant une heure. Ce fait nous a été confirmé par des personnes qui l'avaient éprouvé par elles-mêmes, d'où il doit résulter que des malades indociles, et il y en a beaucoup, se soumettent difficilement à ce genre de traitement.

« Les irrigations d'eau fraîche, vantées à diverses époques « avec enthousiasme, et alternativement abandonnées et re-« prises, sont aujourd'hui, pour quelques personnes, l'objet « d'une prédilection presque fanatique. Je les ai employées assez « fréquemment, et elles m'ont fourni des résultats très-variés : « d'abord, elles ne peuvent être facilement employées qu'à la « main, au pied, à l'avant-bras ou à la jambe ; au-delà du genou « et du coude, il est presque impossible d'en faire usage ; car, « malgré les plus minutieuses précautions, le lit n'est que diffi-« cilement préservé d'humidité ; et, constamment entourés de « linges mouillés, les blessés contractent des bronchites plus ou « moins graves. Durant l'hiver, ces inconvénients augmentent. « Dans beaucoup de circonstances de guerre ou de localités de « nos campagnes, on ne saurait absolument y recourir. Tous les « sujets d'ailleurs ne les supportent pas avec une égale facilité ; « chez un grand nombre, après un ou plusieurs jours, leur im-« pression devient désagréable, puis pénible ; le froid gagne le « tronc, des frissons se manifestent, et l'on est obligé de sus-« pendre ou d'abandonner l'irrigation avant que les accidents « locaux qui les ont fait commencer soient conjurés (1). »

Nous citerons encore, en nous y associant, quelques réflexions de M. Seutin : « A coup sûr, l'eau froide, appliquée d'une ma-« nière continue, prolongée pendant plusieurs jours de suite, « est beaucoup plus efficace et plus rationnelle que les cata-« plasmes et les sangsues ; mais ce moyen offre aussi des incon-« vénients. Il est applicable seulement aux entorses du pied et « de la main. Il est incommode, et, quoiqu'on en dise, le ma-« lade doit être peu satisfait de tenir le membre constamment « dans un vase rempli d'eau froide, pendant huit, dix ou quinze « jours ; il n'aura même pas toujours la patience de s'y sou-« mettre. Dans bien des cas l'eau froide ne répond pas à ce qu'on « attend d'elle ; le membre y est plongé ; il est froid, et pourtant « le blessé se plaint d'une chaleur incommode, quelquefois in-

(1) BÉGIN, *Nouveaux éléments de chirurgie et de médecine opératoire*, tome II, pages 864-865.

« supportable à l'intérieur. Enfin, quoi qu'en dise M. Baudens,
« on a vu parfois l'application du froid amener des escarres à la
« peau, même la gangrène des orteils, des pneumonies, des pleu-
« résies, etc. (1) »

A ce que dit M. Seutin, nous ajouterons, parce que nous avons
eu assez souvent l'occasion de l'observer, que, chez les malades
traités par l'eau froide, il reste parfois de véritables douleurs
rhumatismales qu'on est d'autant mieux en droit d'attribuer au
traitement, que, jusque-là, les malades n'avaient jamais été at-
teints de douleurs analogues.

La troisième méthode, la compression au moyen de bandages
inamovibles dont MM. Bégin et Velpeau sont, en France, d'il-
lustres représentants, préconisée surtout en Belgique par M. Seutin, est, suivant nous, un progrès sur les deux autres : elle met à
l'abri des inconvénients que nous avons signalés en parlant des
sangsues, des cataplasmes et de l'eau froide. Son moyen capital
et presque exclusif de guérison de l'entorse, c'est l'immobilité de
l'articulation dans la compression inamovible pendant un temps
toujours plus ou moins prolongé.

Quand il s'agit d'une entorse compliquée de fractures, nous
n'hésitons pas à dire que la méthode amovo-inamovible est la
meilleure.

Convaincu de l'efficacité de la compression en général, et ne
différant avec ses partisans que sur la nécessité de maintenir
l'immobilité des surfaces articulaires, nous laissons à la plume
de M. Seutin le soin de répondre aux objections qui ont été
faites :

M. Baudens dit (2) : « Je suis loin de partager l'opinion des
« chirurgiens qui conseillent de combattre les inflammations ex-
« ternes, et celles des entorses en particulier, par la compression
« dès le début. Cette pratique a pu réussir, surtout si l'entorse est
« légère, entre les mains de chirurgiens habiles, comme MM. Bégin
« et Velpeau ; mais tout le monde sait qu'elle est remplie de dan-
« gers, dont le moindre est d'être contraint par la violence des
« douleurs à retirer le bandage. J'ai la conviction que, dans ce
« cas, comme dans bien d'autres, une foule de graves accidents,
« principalement ceux de l'étranglement, peuvent surgir, et
« surgissent, en effet, d'une simple bande comprimant trop ou
« avec inégalité. »

(1) Numéro du 14 août 1852 de *la Gazette médicale de Paris*.
(2) *Loco citato*.

« Ainsi, selon M. Baudens, la compression dès le début réus-
« sit, surtout si l'entorse est légère. C'est, au contraire, dans les
« cas les plus graves, lorsqu'il y a contusion violente, distorsion
« du pied, déchirure des ligaments, gonflement énorme, dou-
« leurs vives, fracture des malléoles, que ma méthode fonfnit
« les résultats les plus frappants, les plus avantageux. Dans tous
« ces cas, je l'applique immédiatement, sans crainte, sans ar-
« rière-pensée, et constamment le succès couronne ma pra-
« tique (1). »

Nous verrons plus tard avec quelle rapidité la compression appliquée suivant notre méthode guérit les entorses légères.

« M. Baudens pose ensuite cette condition, que la compression,
« pour réussir, doit être appliquée par des chirurgiens habiles,
« comme MM. Bégin et Velpeau. Tous les jours elle est appliquée
« par mes élèves dans les cas les plus graves, et cela avec le
« même succès. C'est que la compression est un moyen qu'il faut
« savoir manier, comme, du reste, tous ceux que la chirurgie
« emploie ; et, pour le savoir, ce n'est pas une aptitude spéciale,
« un don de la nature qu'il faut, c'est tout simplement l'exercice,
« l'habitude. Si bien des chirurgiens lui trouvent des inconvé-
« nients au lieu d'avantages, c'est qu'ils n'ont pas cette habitude,
« c'est qu'on ne la fait pas acquérir aux élèves.... »

« M. Baudens dit lui-même que les accidents graves qu'il re-
« proche à la compression surgissent d'*une simple bande compri-
« mant trop ou inégalement.* En effet, les personnes qui ne sont
« pas exercées sont toujours portées à serrer trop fort ; elles
« compriment surtout les saillies sur les parties amincies, comme
« la partie inférieure de la jambe ou de l'avant-bras ; elles né-
« gligent de garnir les éminences et de remplir les creux. Mais
« que résulte-t-il de cela ? C'est qu'avant d'employer un moyen,
« il faut s'exercer et apprendre à le manier (2). »

Voici les reproches que nous adressons aux bandages inamovibles. D'abord, ils laissent assez souvent à leur suite, dans l'articulation malade, une raideur difficile à dissiper ; nous en avons
vu plusieurs exemples dans notre pratique. En second lieu, si,
comme il arrive la plupart du temps, le chirurgien n'est con-
sulté que plusieurs heures, et même quelques jours après l'accident, un gonflement considérable peut exister sur l'articulation
malade et les parties environnantes. Qu'arrive-t-il alors ? c'est

(1) M. Seutin, *Loco citato.*
(2) M. Seutin, *Loco citato.*

qu'un bandage inamovible appliqué la veille, n'exerce plus qu'une compression presque nulle et inégale le lendemain par suite de la diminution de l'engorgement ; il peut en être, et il en est ainsi, les jours suivants. Nous savons bien qu'on peut, jusqu'à un certain point, obvier à cet inconvénient, soit en mouillant les bandages, soit par des sections pratiquées pour les réunir plus facilement ; mais ce que nous avons vu cependant, et plusieurs fois, c'est que, même après ces précautions prises, le bandage solidifié et le chirurgien convaincu que la compression était suffisante, on trouvait encore l'articulation engorgée à la levée de l'appareil.

Arrivons à la méthode de traitement qui nous est particulière. Le traitement de l'entorse doit avoir pour but selon nous : 1° de prévenir ou de combattre l'engorgement simple ou inflammatoire ; 2° de maintenir l'articulation en lui conservant le mouvement, et de lui rendre, au besoin, sa forme primitive.

Jusqu'à présent, nous avons vu que le repos, l'immobilité faisaient la base, étaient la condition essentielle des traitements en usage. Ce repos, cette immobilité sont-ils nécessaires ? Nous n'hésitons pas à répondre non, et souvent même ils peuvent être nuisibles.

Nous croyons avoir suffisamment démontré les avantages de la compression en général sur les autres méthodes ; nous n'y reviendrons pas. Reste à savoir, si en lui associant les mouvements articulaires nous lui venons en aide ou nous lui portons préjudice. Les faits se chargeront de donner la réponse.

Si la théorie a quelques objections à faire, nous lui en demandons bien pardon ; mais c'est à elle à se plier aux faits qui se répètent à peu près constamment, et non pas aux faits à se courber devant elle.

Une entorse nous étant donnée, nous la traitons de la manière suivante : si nous arrivons avant l'engorgement, ce qui est rare, nous nous efforçons de le prévenir en associant des topiques appropriés à une compression assez forte obtenue par des bandages qui conviennent à l'articulation atteinte. Ce double moyen des topiques et de la compression nous semble très-utile dans tous les cas. Nous prescrivons ensuite le mouvement modéré et progressif de l'articulation malade.

On comprendra que, n'ayant pour but que de donner un rapide aperçu d'une méthode générale de traitement, nous ne nous arrétions pas aux détails. C'est à la sagacité du chirurgien qu'il appartient de choisir et de modifier, selon les cas, les topiques à employer, ainsi que les formes du bandage et le degré de force à donner à la compression.

Arrivons-nous au contraire après l'engorgement, et il en est presque toujours ainsi, nous appliquons d'abord une compression moins énergique. Dans ces cas, il faut que la compression soit faite avec le plus grand soin, le bandage réappliqué souvent : deux fois dans les vingt-quatre heures, tous les vingt-quatre heures, selon que l'engorgement cède plus ou moins rapidement. La douleur très-vive quelquefois alors, mais qui se calme toujours assez promptement, ne doit pas empêcher de permettre et même d'exiger du membre malade des mouvements successivement plus prononcés et d'une plus longue durée.

Avons-nous affaire à une entorse chronique; la compression et le mouvement font toujours la base de notre traitement, et le reste est modifié d'après le tempérament du malade, la faiblesse, la douleur, la raideur persistantes de l'articulation.

Nous croyons, afin de prendre date, pouvoir dire ici, que nous appliquons notre méthode de traitement aux hydarthroses, aux *coups de fouet,* aux tumeurs lymphatiques des articulations; et plus d'un lecteur se rappellera, quoique nous n'en apportions pas encore la preuve, que nous obtenons dans ces maladies des succès analogues à ceux fournis chaque jour par les entorses.

Nous ne citerons avec quelque détail qu'un petit nombre de faits, *ab uno disce omnes,* et nous nous contenterons d'un simple relevé statistique des autres.

Le 4 novembre 1849, nous étions appelés par M. le duc ***, dont le fils, âgé de douze à quatorze ans, venait, en faisant de la gymnastique, de se donner une entorse. Arrivé peu de temps après l'accident, nous ne trouvâmes le pied que légèrement gonflé, mais il y avait une très-vive douleur autour des malléoles. Nous appliquâmes immédiatement un bandage compressif approprié, assez fortement serré. Nous fîmes lever et promener le petit malade dans l'appartement. La marche était beaucoup moins douloureuse que les mouvements ou la pression opérés avant le pansement. Nous prescrivîmes la marche de plus en plus progressive pour le lendemain, et nous le fîmes venir à notre cabinet trente-six heures après notre première visite, c'est-à-dire le 6 novembre au matin. Tout gonflement avait disparu : il y avait une ecchymose sous-malléolaire assez profonde; la douleur avait sensiblement diminué; le malade avait assez bien marché la veille. Le même traitement fut continué jusqu'au 10, époque à laquelle il n'y avait plus ni gonflement, ni douleur, quoique déjà le 8, le petit malade eût presque marché comme il faisait avant l'entorse. La guérison ne s'est pas démentie un seul jour.

Le 12 mai 1851, madame De....., d'un certain âge et d'un embonpoint prononcé, descendant de sa voiture, posa le pied complètement à faux et se donna une entorse. Plusieurs heures s'étaient écoulées, quand nous arrivâmes près d'elle. L'articulation était très-douloureuse, le gonflement prononcé s'étendait jusqu'à la hauteur du mollet. La peau était chaude, rouge et tendue. Une douce compression fut exercée par un bandage roulé de toute la jambe, méthodiquement appliqué. Une petite promenade dans l'appartement, réitérée autant que possible, fut prescrite et facilitée par l'appui d'un bras étranger. Douze heures après, nous renouvelions le pansement : le mieux était sensible, et la malade s'appuyait plus facilement sur son pied. Le 14, tout en continuant la compression, nous n'avions plus recours au bandage roulé de toute la jambe, nous la circonscrivions à la partie malade. Le 16, madame De..... venait à notre cabinet, et le 26, la guérison était définitive.

Nous avons cité ces deux observations, parce que les deux cas étaient graves, et qu'ils servaient à démontrer que notre méthode savait atteindre le but qu'elle se proposait. Dans le premier cas, nous avons prévenu l'engorgement qui serait survenu, sans aucun doute, puisqu'il y avait eu vive douleur et ecchymose; dans le second, nous l'avons combattu victorieusement; et, chez les deux malades, nous avons maintenu l'articulation, en conservant le mouvement.

Par une soirée de verglas du mois de janvier 1850, en nous préservant d'une chute sur le trottoir, nous saisîmes violemment de la main gauche une de ces barres de fer qui servent à fermer les magasins; et, par suite, un mouvement de violente torsion fut imprimé au même poignet. La douleur fut instantanément très-vive. A peine étions-nous rentré, que notre poignet gonflait déjà. Avec un aide, nous appliquâmes une compression méthodique, et nous fûmes assez heureux après l'emploi de notre traitement, pendant cinq jours, pour avoir vu tout disparaître, douleur et gonflement. Nous n'avons jamais souffert depuis, et cependant, l'entorse était très-forte, nous pouvons l'affirmer; la douleur et une assez forte ecchymose ne nous ont pas permis d'en douter.

Il y a deux mois, le fils d'un député, faisant de la gymnas-

tique avec quelques amis, fut violemment renversé sur le coude.
Il s'ensuivit une assez forte douleur, à laquelle il ne voulut pas
d'abord prêter attention. Le lendemain, quand il vint nous con-
sulter, le coude et le bras étaient gonflés, et il existait une
douleur des plus vives à la moindre pression exercée sur l'o-
lécrane et la tête du radius. Après nous être assuré qu'il n'existait pas de fracture, nous appliquâmes la compression au moyen
d'un bandage partant de la main et prolongé jusqu'à la moi-
tié du bras. Le mouvement modéré, mais souvent répété de
l'articulation, fut prescrit comme nous en avons l'habitude.
Le troisième jour, l'amélioration était marquée, une forte ecchymose avait paru, suivant le tissu cellulaire entre le radius
et le cubitus, jusqu'au milieu de l'avant-bras. Le huitième jour,
la guérison était complète; et nous avons pu constater depuis
qu'il n'est pas resté la moindre trace d'accident dans cette articulation.

Sur quatre-vingt-dix cas d'entorse légère et récente du pied,
voici quel a été le résultat] : 36 ont été guéris en 3 jours; 29, en
5 jours; 6, en 6 jours; 4, en 7 jours; 4, en 8 jours; 2, en 9
jours; 2, en 10 jours; 2, en 11 jours; 2, en 12 jours; 1, en 16
jours; 1, en 17 jours; 1, en 23 jours.

Sur vingt cas d'entorses graves du pied, 2 ont été guéris en
3 jours; 1, en 4 jours; 1, en 5 jours; 1, en 6 jours; 2, en 7
jours; 1, en 9 jours; 1, en 10 jours; 1, en 13 jours; 4, en 14
jours; 1, en 16 jours; 1, en 18 jours; 2, en 25 jours; 2, en
30 jours.

Dix entorses récentes du genou ont été guéries : 4, en 3 jours;
1, en 5 jours; 1, en 7 jours; 1, en 8 jours; 1, en 10 jours; 1,
en 12 jours; 1, en 14 jours.

Dix-huit entorses du poignet, la plupart assez graves, ont été
guéries : 5, en 3 jours; 6, en 5 jours; 2, en 7 jours; 1, en 8
jours; 1, en 9 jours; 2, en 14 jours; 1, en 16 jours.

ENTORSES CHRONIQUES DU PIED.

DURÉE DE L'ENTORSE	DURÉE DU TRAITEMENT JUS- QU'A LA GUÉRISON
Six semaines	3 jours.
Trois semaines	5 jours.
Trois mois	12 jours.
Trois mois	37 jours.

DURÉE DE L'ENTORSE	DURÉE DU TRAITEMENT JUS- QU'A LA GUÉRISON
Deux mois...	8 jours.
Huit mois (on avait gardé la chambre)...............	21 jours.
Un an (légères douleurs)..............................	5 jours,
Un mois..	6 jours.
Quatre mois..	42 jours.
Un mois..	5 jours.
Sept semaines..	12 jours.
Un an (douleur sus-malléolaire)......................	10 jours.
Deux mois..	10 jours.
Un mois..	5 jours.
Un mois..	5 jours.
Un mois..	29 jours.
Un mois..	10 jours.
Un an (l'articulation était faible)..................	55 jours.
Deux mois..	8 jours.
Dix-huit mois (affection grave)......................	Deux mois et demi et une saison aux eaux.
Plusieurs années (un officier de la garde de Paris, très-grande difficulté pour faire son service)......	Trois mois; guérison soutenue depuis deux ans.

Nous ne dirons rien des entorses chroniques du genou, quoique nous en ayons traité et guéri un grand nombre. Comme elles sont toujours compliquées d'hydarthroses, nous nous réservons de publier plus tard nos observations et nos idées sur cette maladie.

Citer plus de faits nous eût été facile, mais nous tenions à ne parler que de guérisons qu'il nous avait été donné de savoir bien positivement définitives.

Par l'exposé rapide que nous venons de faire des résultats obtenus par notre méthode, nous espérons avoir démontré :

Qu'elle est, non pas infaillible et jamais sans mécomptes, mais égale au moins et souvent supérieure à toutes les autres pour la rapidité de la guérison;

Qu'elle met à l'abri des interminables faiblesses et engorgements, pour ne rien dire de plus, qui suivent si souvent l'emploi des cataplasmes et des sangsues;

Qu'elle peut être employée, ce qui n'est pas possible pour l'eau froide, quelle que soit l'articulation malade, quel que soit l'état général de l'individu, quelle que soit la maladie intercurrente qui vienne compliquer l'accident;

Qu'elle met à l'abri de ces raideurs articulaires si difficiles à vaincre et qui sont parfois la suite de l'emploi des bandages inamovibles.

Le mouvement que nous permettons presque toujours à l'articulation atteinte est-il un obstacle à la résolution de l'engorgement, à la cicatrisation des parties lésées? Les faits, avec la manière dont nous pratiquons la compression, répondent victorieusement, non. Assurément, avec des désordres trop graves, des déchirures trop nombreuses et trop profondes, le mouvement serait ajourné : toute méthode générale doit se plier aux faits exceptionnels, mais nous croyons cependant, et nous parlons d'après ce que nous avons vu, qu'on prolonge, même dans les cas graves, trop longtemps l'immobilité.

Il faut agir, dit un précepte de chirurgie, sûrement, vite et aussi agréablement que possible.

Est-ce en laissant macérer dans un cataplasme ou dans l'eau froide, ou en emprisonnant dans un appareil de plâtre ou d'amidon un membre malade, qu'on guérira sûrement et vite une entorse? Comparez les résultats. Est-ce en prescrivant l'immobilité qu'on guérira aussi agréablement que possible? Mais... L'immobilité pour l'ouvrier dont la famille vit du pain de chaque jour, c'est au moins la gêne et souvent la misère; l'immobilité pour l'homme d'affaires dont les courses et les occupations sont interrompues, c'est souvent une perte considérable; l'immobilité pour la jeune femme qui ne connaît pas les douleurs de la faim et ignore le souci des affaires, c'est la perte d'une promenade attendue, d'une fête dès longtemps délicieusement rêvée... Le mouvement c'est la vie, et l'immobilité pour l'homme, c'est l'ombre prolongée pour la plante, qui l'étiole et la flétrit.

Nous n'avons pas la prétention d'avoir écrit une monographie complète de l'entorse; nous avons voulu donner seulement de notre méthode, un aperçu général et abrégé, qui en démontrât la supériorité. Dès que nous avons été convaincu que nous tenions une part de vérité, nous l'avons dit, et notre main s'est ouverte, espérant que dans la mesure de nos forces nous serions utile à l'humanité. Aurons-nous atteint notre but? Peut-être... les préjugés ont de longues et puissantes racines, mais l'avenir se chargera de confirmer notre conviction déjà faite, en l'appuyant sur de nouveaux succès.

1883.— DE SOYE et BOUCHET, Imprimeurs, rue de Seine, 36. — Paris.